TRISOMIA 13
Guía informativa para padres durante el periodo perinatal

Publicado por primera vez por la Organización de Apoyo para la Trisomía 18, 13, y Trastornos Relacionados (SOFT), 2025

Derechos de autor © 2025 SOFT

Todos los derechos son reservados. Ninguna parte de esta publicación puede ser reproducida, almacenada o transmitida en ninguna forma ni por ningún medio, electrónico, mecánico, fotocopia, grabación, escaneo o de otro modo sin el permiso por escrito del editor. Es ilegal copiar este libro, publicarlo en un sitio web o distribuirlo por cualquier otro medio sin permiso.

Primera edición.

ISBN: 979-8-9914465-3-2

Diseño de portada por Jen Gilmore
Composición tipográfica de Jen Gilmore

A TODOS LOS
NIÑOS Y FAMILIAS
AFECTADOS POR LA
TRISOMÍA 13

TABLA DE CONTENIDOS

Parte 1: ¿QUÉ ES LA TRISOMÍA 13? ....P 1
Parte 2: EL DIAGNÓSTICO DE LA TRISOMÍA 13 ANTES DEL NACIMIENTO ....P 4
Parte 3: OTRAS PRUEBAS DURANTE EL EMBARAZO ....P 7
Parte 4: ¿QUÉ SIGNIFICA LA TRISOMÍA 13 PARA
TU BEBÉ Y TU FAMILIA? ....P 11
Parte 5: ESPECIALISTAS Y EQUIPOS DE PROFESIONALES ....P 16
Parte 6: OPCIONES DE DECISIÓN EN EL EMBARAZO, PARTO,
Y EL PERÍODO NEONATAL ....P 25
Parte 7: PREPARANDO TU PLAN DE PARTO..P 29
Parte 8: APOYO Y PROTECCION ....P 37
Parte 9: OTRAS CIRCUNSTANCIAS ....P 40
Recursos..P 42
Referencias Médicas ....P 43
Glosario..P 45

INTRODUCCIÓN:

El propósito de este libro es ayudar a las familias que esperan un hijo con un diagnóstico posible o confirmado de trisomía 13 (síndrome de Patau). Este libro le ayudará a entender su embarazo y las decisiones relacionadas. Sera un guía para ti durante todo el embarazo y en el momento del parto. Los términos en negrita a lo largo del libro están definidos en el Glosario.

PARTE 1: ¿QUÉ ES LA TRISOMÍA 13?

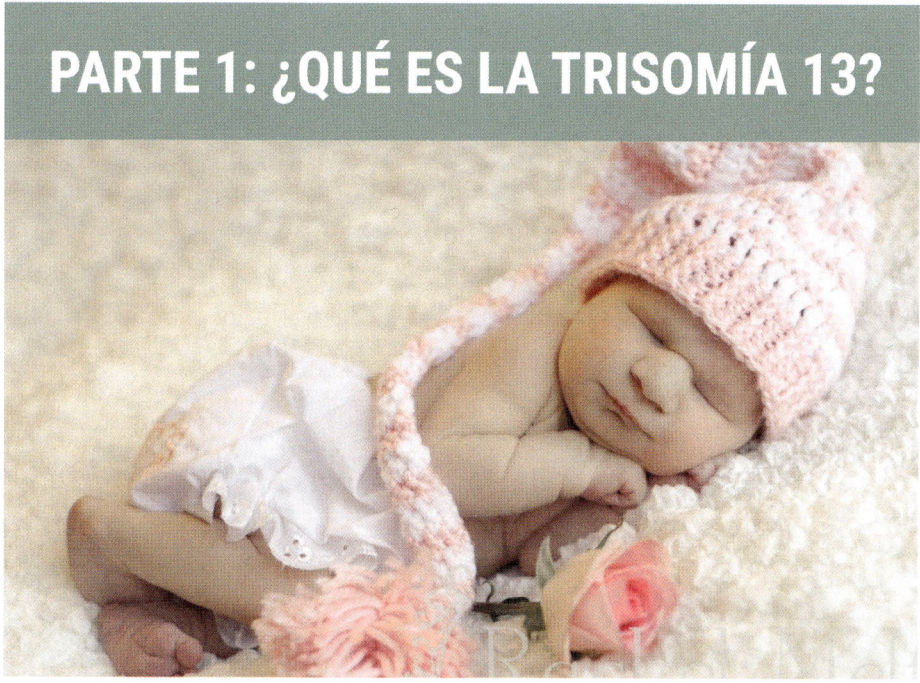

La trisomía 13 es una alteracion de los cromosomas humanos causada por la presencia de un cromosoma 13 adicional. Este cromosoma 13 adicional conduce a un patrón específico de hallazgos físicos conocido como síndrome de trisomía 13, también conocido como **síndrome de Patau. (NOTA: se deben realizar pruebas genéticas antes o después del nacimiento para confirmar el diagnóstico).**

El síndrome de trisomía 13 tiene un impacto en la salud de los niños que tienen la afección. Existen tres aspectos que afectan dicha salud: la aparición de defectos congénitos médicamente importantes (especialmente en el cerebro y el corazón), una frecuencia de mortalidad infantil más alta de lo esperado (lo que la convierte en una afección potencialmente limitante de la vida) y una discapacidad del desarrollo en bebés mayores y niños.

La razón o causa real del cromosoma 13 extra no se conoce, incluso después de años de investigación. No hay forma de haber evitado su ocurrencia antes de la concepción, y no hay nada que pudieras haber evitado o hecho para evitar que sucediera.

> "Estaba asustada, triste y enojada (¿por qué yo, por qué nosotros?). Esta fue mi bienvenida a la paternidad".

Hay tres tipos de hallazgos **cromosómicos** que se observan en las personas con el síndrome de trisomía 13. Aproximadamente el 90% tendrá una trisomía 13 completa (véase la figura 1) en todas las células del cuerpo. El resto (alrededor del 10% de los lactantes) tendrá una trisomía parcial, una porción adicional del cromosoma 13 debido a un reordenamiento de parte del cromosoma (generalmente unido a otro cromosoma, llamado translocación), o tendrá mosaicismo (una mezcla de dos poblaciones celulares diferentes, generalmente algunas células normales y algunas células de trisomía 13).

Los lactantes que tienen trisomía 13 debido a una **translocación** suelen tener un tipo especial de reordenamiento llamado translocación robertsoniana. En este cambio cromosómico, el brazo largo (llamado **brazo q**) del cromosoma 13 se une al brazo largo de otro cromosoma (generalmente el cromosoma número 14), lo que da como resultado brazos largos de 3 cromosomas número 13. Estas 3 copias del brazo cromosómico causan la **trisomía 13 o síndrome de Patau.** En los tipos de translocación de trisomía 13, se recomienda que los padres se hagan un estudio cromosómico para ver si portan una forma equilibrada (sin material cromosómico faltante o extra importante) de la translocación. Es especialmente importante que los padres de bebés con un tipo de translocación de trisomía 13 dialoguen sobre el resultado con un asesor genético o un médico genetista.

La trisomía 13 es una alteracion de los cromosomas humanos causada por la presencia de un cromosoma 13 adicional. Este cromosoma 13 adicional conduce a un patrón específico de hallazgos físicos conocido como síndrome de trisomía 13, también conocido como síndrome de Patau. (NOTA: se deben realizar pruebas genéticas antes o después del nacimiento para confirmar el diagnóstico).

El síndrome de trisomía 13 tiene un impacto en la salud de los niños que tienen la afección. Existen tres aspectos que afectan dicha salud: la aparición de defectos congénitos médicamente importantes (especialmente en el cerebro y el corazón), una frecuencia de mortalidad infantil más alta de lo esperado (lo que la convierte en una afección potencialmente limitante de la vida) y una discapacidad del desarrollo en bebés mayores y niños.

Estudio cromosómico que muestra trisomía 13

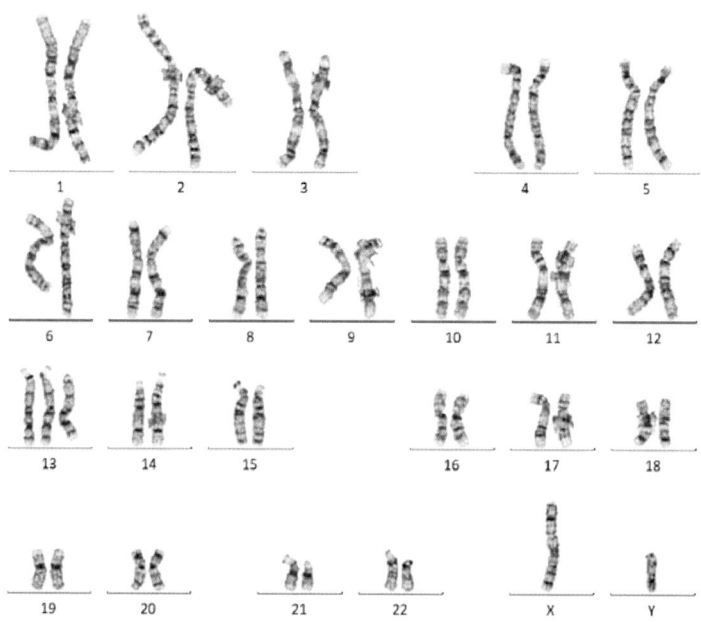

Figura 1: Cortesía de la Dra. Erica Andersen y Monica Theriot, Laboratorios ARUP

Observe los 23 pares de cromosomas numerados, con el cromosoma 13 que tiene 3 (trisomía) en lugar de 2 cromosomas.

PARTE 2: EL DIAGNÓSTICO DE LA TRISOMÍA 13 ANTES DEL NACIMIENTO

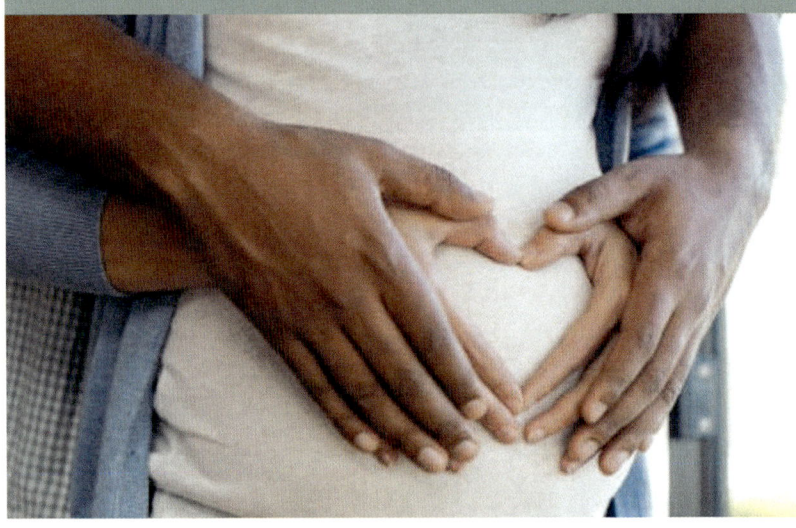

Las pruebas prenatales para detectar la trisomía 13 se pueden dividir en dos grupos básicos: pruebas de cribado y pruebas diagnósticas. Las pruebas de cribado incluyen la prueba de detección cuádruple, **la detección o prueba prenatal no invasiva (NIPS o NIPT,** y a menudo llamada **prueba de ADN células libres)** y la ecografía. Estas pruebas no hacen un diagnóstico definitivo de trisomía 13. Las pruebas diagnósticas se describirán más adelante.

La prueba cuádruple es una prueba más antigua, requiere una muestra de sangre de la madre y analiza hormonas y proteínas específicas. Básicamente, ha sido sustituida en los últimos años por la prueba de ADN células libres.

La prueba NIPS o NIPT (ADN células libres) es una prueba de detección más reciente que también requiere una muestra de sangre de la madre. Esta prueba busca fragmentos de ADN fetal que provienen de la placenta y que se encuentran en el torrente sanguíneo de la madre. Se mide la cantidad de ADN fetal en el suero de la madre. Por lo general, esta prueba se ofrece a las 10 semanas de gestacion o más tarde. Si bien casi todos los fetos que tienen trisomía 13 completa mostrarán el exceso de ADN, no todos los fetos con un resultado positivo tendrán el síndrome de trisomía 13/Patau. Es importante preguntar al médico o al asesor genético qué tan probable es que un resultado positivo prediga el síndrome de Patau (**valor predictivo positivo PPV**).

Se **puede usar una ecografía** en el primer trimestre para buscar un exceso de líquido y aumento en el grosor en la parte posterior del cuello del feto. Este tipo de ecografía suele ser realizada por un especialista en medicina materno-fetal (MFM). Si hay exceso de líquido o aumento de grosor, esto puede ser un signo de una anomalía cromosómica. Una ecografía durante el segundo o tercer trimestre del embarazo se puede utilizar para observar los órganos y diversas estructuras del feto entre las semanas 18 y 22. Los hallazgos, como sospechas de defectos cardíacos, anomalías cerebrales y labio leporino, podrían estar asociados con la trisomía 13 y pueden llevar al profesional de la salud a sugerir más ecografías o pruebas diagnósticas. Muchos de los hallazgos físicos que se observan en la ecografía prenatal no son médicamente importantes, pero proporcionan indicios sobre el diagnóstico antes del nacimiento (o en el período neonatal). Estos pueden incluir ojos muy juntos, mandíbula pequeña y dedo de la mano o del pie adicionales.

> "No encontré nada positivo cuando busqué en Google Trisomía 13 mientras estaba embarazada. Todo era pesimismo, Y mi frágil corazón no podía con eso".

Dado que el cribado cuádruple, el NIPS o NIPT y la ecografía son pruebas de cribado, un diagnóstico prenatal definitivo requiere pruebas diagnósticas. Las pruebas diagnósticas incluyen la toma de muestras de vellosidades coriónicas (CVS) a las 10-12 semanas de gestacion o la amniocentesis a las 15-16 semanas de gestacion. Ambas se consideran pruebas invasivas y tienen menos del 1% de riesgo de pérdida de embarazo por encima del riesgo normal de pérdida de embarazos.

La CVS se realiza en el primer trimestre y consiste en tomar una pequeña muestra de la placenta en desarrollo para el estudio. Debido a esto, la CVS conlleva un riesgo ligeramente mayor de pérdida del embarazo que la amniocentesis. El beneficio de la CVS es que el procedimiento se realiza más temprano en el embarazo y, por lo tanto, el resultado es más temprano (12-13 semanas de embarazo en comparación con las 16-17 semanas de una amniocentesis). Saberlo temprano es importante para las familias que considerarían la interrupción del embarazo, ya que las leyes sobre el aborto están cambiando rápidamente y se están volviendo cada vez más restrictivas según el estado (consulte la Parte 9).

La amniocentesis se puede realizar en cualquier momento después de las 15 semanas de gestacion y consiste en obtener una muestra del líquido que rodea al feto en desarrollo. Tanto la CVS como la amniocentesis utilizan ultrasonido para guiar la aguja durante la toma de muestras. En la mayoría de los casos, estas pruebas son realizadas por especialistas en medicina materno-fetal (MFM, por sus siglas en inglés), u "obstetras de alto riesgo". Si bien hay raras excepciones, la CVS y la amniocentesis generalmente se consideran muy precisas. Los riesgos de ambos procedimientos incluyen aborto espontáneo, ruptura prematura de membranas, infección o sangrado de la placenta: Sin embargo, estos riesgos son muy raros.

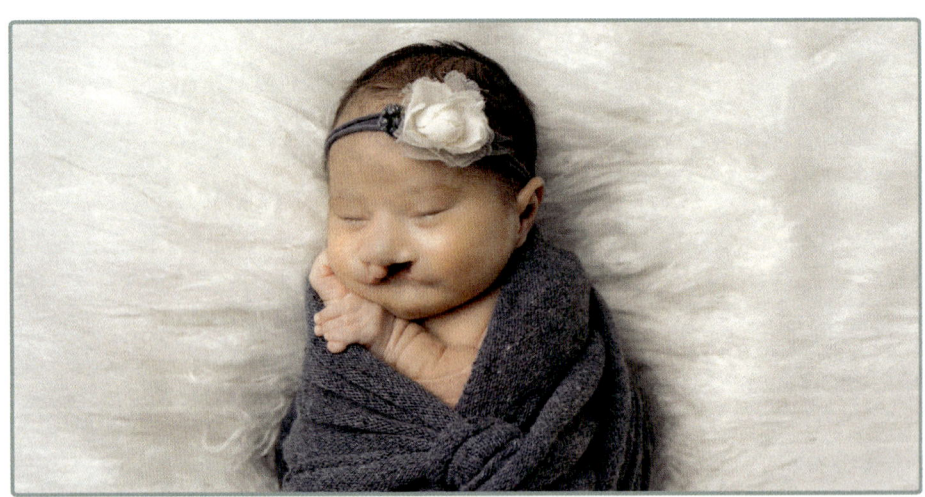

PARTE 3: OTRAS PRUEBAS DURANTE EL EMBARAZO

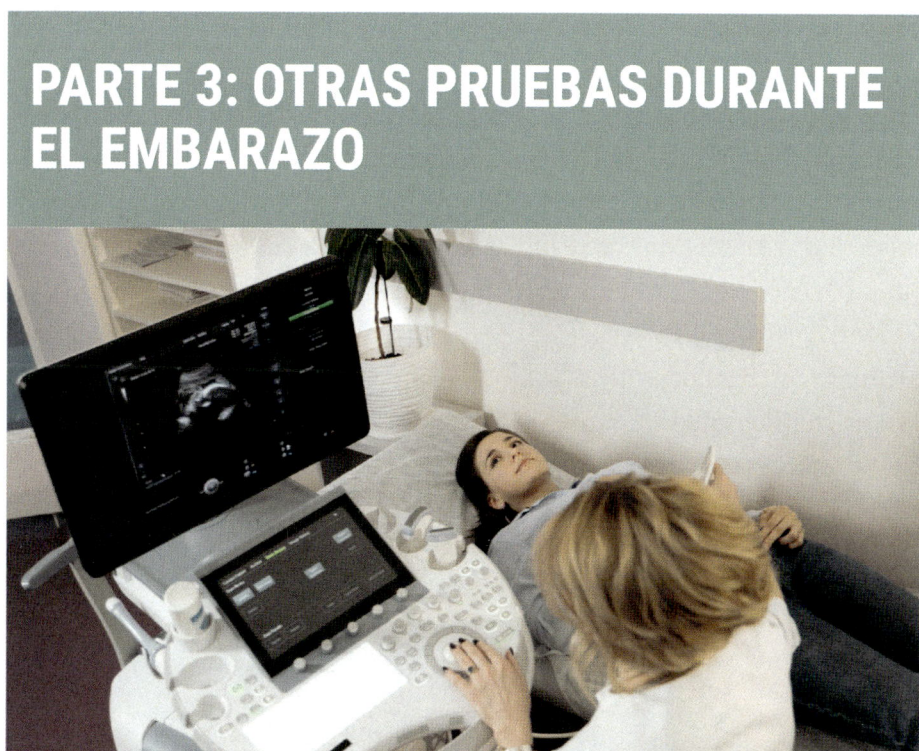

Una vez que se confirma el diagnóstico de trisomía 13, se ofrece seguimiento y pruebas adicionales durante el embarazo para ayudar a proporcionar el mejor resultado posible tanto para la madre como para el bebé. En esta sección se explicará qué son estas pruebas y por qué se realizan.

Si se sospecha de una alteracion genética, el embarazo generalmente se considera un embarazo de alto riesgo y será seguido por un obstetra-ginecólogo general (OB-GYN) y un especialista en medicina materno-fetal (MFM). Pueden realizar la ecografía mencionada anteriormente en busca de cambios en los órganos (a menudo llamada "ecografía de nivel 2"). Los defectos cardíacos se asocian comúnmente con la trisomía 13, y por lo que puede realizarse o recomendarse una ecografía cardíaca especial del feto llamada **ecocardiograma fetal.**

Un ecocardiograma fetal evalúa la anatomía y la función de las cavidades del corazón. Por lo general, esta prueba se realiza después de las 20 semanas de gestación y busca varios defectos cardíacos, como defectos del tabique ventricular (CIV) u otros defectos cardíacos más complejos (consulte la Parte 4). Esta ecografía especializada muestra cómo fluye la sangre a través del corazón y los vasos que van hacia y desde el corazón. Las imágenes del ecocardiograma serán interpretadas por cardiólogos pediátricos (consulte la Parte 5) y MFM para ayudar a determinar qué tratamientos, si es que hay alguno, deben considerarse después del parto. Este ecocardiograma se puede realizar nuevamente durante el embarazo o una vez que nazca el bebé.

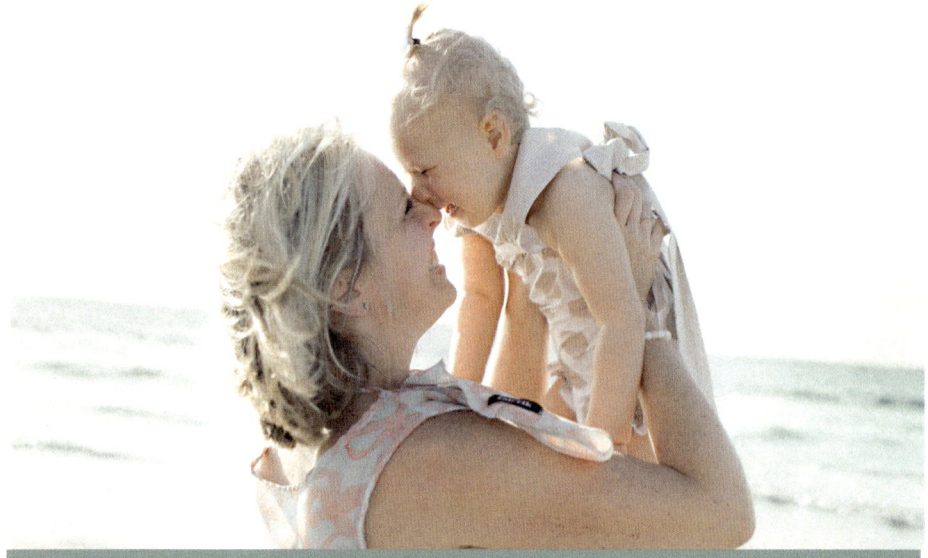

"La parte más gratificante del viaje fue ver a Nora reír y sonreír. Todos los que la conocieron fueron tocados por su espíritu y fue increíble ver cómo cambió las percepciones de maestros, enfermeras, médicos, terapeutas, y otros padres a los que se les dio este diagnóstico prenatal".

Si se sospecha de un cambio en el desarrollo del cerebro o de otro órgano, los profesionales de la salud pueden sugerir una resonancia magnética de la cabeza y/o del tórax y el abdomen.

Hay otras complicaciones que pueden surgir durante el embarazo. Los fetos (bebés dentro del útero) con trisomía 13 tienen un mayor riesgo de aborto espontáneo y muerte fetal. El riesgo de pérdida durante el embarazo disminuye a medida que avanza el embarazo. Algunas madres pueden requerir pruebas adicionales en el tercer trimestre del embarazo. Por lo general, estas pruebas se realizan junto con las ecografías de crecimiento fetal que se realizan cada 3 a 4 semanas en el tercer trimestre. Estas pueden incluir: pruebas fetales en reposo (NST, por sus siglas en inglés), medición del líquido alrededor del bebé (índices de líquido amniótico o AFI, por sus siglas en inglés) y/o un perfil biofísico (BPP, por sus siglas en inglés). Cada consultorio tiene su propio protocolo para realizar estas pruebas.

- Prueba en reposo: Se colocan monitores en el abdomen de la madre para registrar las contracciones, así como los latidos del corazón del bebé. Esta prueba suele durar entre 20 y 60 minutos.

- Índice de líquido amniótico (AFI): medición ultrasonográfica del líquido que rodea al bebé. Los embarazos complicados por condiciones genéticas a menudo se asocian con anomalías en los líquidos. Esto se realiza para observar el funcionamiento de la placenta, la capacidad de deglucion y de eliminacion de orina.

- Perfil biofísico (BPP, por sus siglas en inglés): se completa durante una ecografía y observa la frecuencia cardíaca, la respiración, el movimiento, el tono muscular y la cantidad de líquido amniótico del bebé. Esta prueba se puede hacer después de las 28 semanas.

Se pueden realizar otras ecografías más especializadas si existe preocupación por problemas de crecimiento. Los dopplers del cordón umbilical se utilizan para evaluar el flujo sanguineo desde la placenta hasta el bebé. También se pueden realizar con mayor frecuencia dependiendo de otros hallazgos ecográficos o problemas de crecimiento.

Los obstetras y ginecólogos y los MFM utilizarán estas pruebas del tercer trimestre para ayudar a determinar el mejor momento para el parto. Hallazgos más preocupantes pueden justificar un parto prematuro. Sin embargo, es posible que los embarazos sin complicaciones puedan continuar hasta más cerca de la fecha de parto. Múltiples factores influyen en el momento del parto, y esta es una conversación que debe tener con su medico.

PARTE 4: ¿QUÉ SIGNIFICA LA TRISOMÍA 13 PARA TU BEBÉ Y TU FAMILIA?

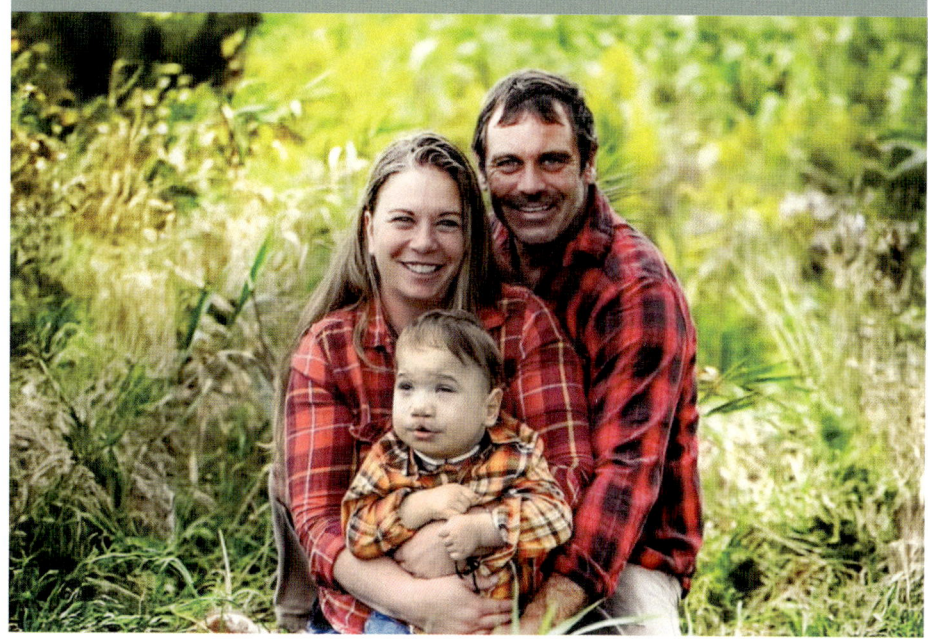

Como se mencionó en la Parte 1, la trisomía 13 a veces se conoce como síndrome de Patau, llamado así por el médico que describió por primera vez la afección. Incluye la aparición de defectos congénitos médicamente importantes. En esta sección describiremos los defectos congénitos y otros problemas médicos.

> "Durante el embarazo, nos dijeron que Muhammad tenía un defecto cardíaco importante llamado atresia pulmonar con CIV. Los médicos creían que nacería con una condición genética. Más tarde, se le diagnosticó trisomía 13 completa. Sentí como si el suelo que estaba pisando se hubiese derrumbado".

Defectos congénitos

Casi todos los bebés con trisomía 13 tendrán defectos congénitos (diferencias físicas en un órgano o parte del cuerpo); Sin embargo, cada niño es diferente y la ocurrencia de estos desafíos individuales es muy variable. Los problemas más comunes e importantes son defectos del corazón y del cerebro.

Alrededor del 80% de los niños con trisomía 13 tendrán una malformación cardíaca. El defecto real varía, pero los más comunes incluyen:

Comunicación interventricular (CIV): una abertura entre las cavidades inferiores del corazón que impide que el corazón bombee sangre correctamente (generalmente se escucha un soplo cardíaco a partir de este hallazgo).

Comunicación interauricular (CIA): una abertura entre las dos cavidades superiores del corazón que dificulta que el corazón bombee suficiente sangre rica en oxígeno a los tejidos del cuerpo (a menudo se escucha un soplo cardíaco).

Conducto arterioso persistente (CAP): defecto cardíaco que implica una apertura persistente del canal entre dos vasos sanguíneos principales que salen del corazón. Esto es normal durante el embarazo, pero este canal generalmente se cierra cerca del momento del nacimiento. La falta de cierre puede contribuir a la hipertensión pulmonar (se analiza a continuación).

La mayoría de las lesiones cardíacas no suelen ser las que causan problemas de salud importantes en el período neonatal (primeras 4 semanas de vida).

Pero a veces, el defecto cardíaco, en combinación con problemas respiratorios, puede provocar dificultades respiratorias y problemas cardíacos en las primeras dos semanas de vida. Solo alrededor de 1 de cada 6 niños con trisomía 13 tendrá un defecto cardíaco más complicado o grave antes o poco después del nacimiento. Estos defectos cardíacos incluyen dextrocardia, tetralogía de Fallot, un ventrículo derecho de doble salida (DORV) y síndrome del corazón izquierdo hipoplásico (HLHS). La posible opción para la cirugía cardíaca debe dialogarse con los especialistas antes del nacimiento y en el período neonatal.

Otros problemas médicos

Junto con los defectos cardíacos, las otras afecciones comunes médicamente importantes asociadas con la trisomía 13 son las alteraciones relacionadas con la respiración (respiratorias). Estas dificultades pueden incluir:

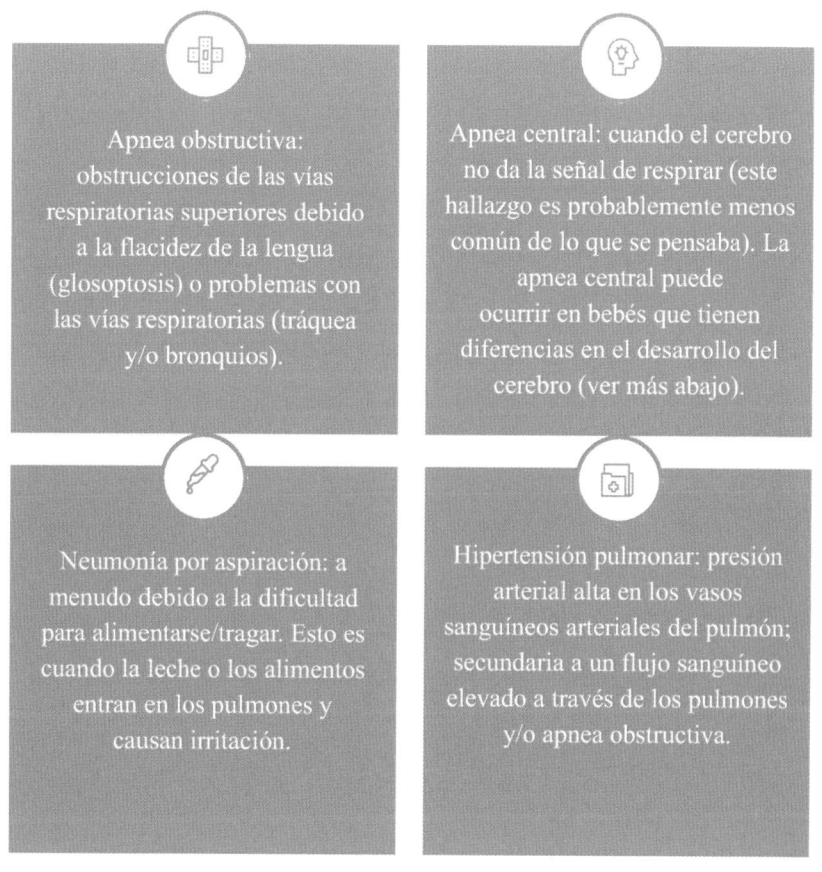

Apnea obstructiva: obstrucciones de las vías respiratorias superiores debido a la flacidez de la lengua (glosoptosis) o problemas con las vías respiratorias (tráquea y/o bronquios).

Apnea central: cuando el cerebro no da la señal de respirar (este hallazgo es probablemente menos común de lo que se pensaba). La apnea central puede ocurrir en bebés que tienen diferencias en el desarrollo del cerebro (ver más abajo).

Neumonía por aspiración: a menudo debido a la dificultad para alimentarse/tragar. Esto es cuando la leche o los alimentos entran en los pulmones y causan irritación.

Hipertensión pulmonar: presión arterial alta en los vasos sanguíneos arteriales del pulmón; secundaria a un flujo sanguíneo elevado a través de los pulmones y/o apnea obstructiva.

Debido a los diversos desafíos y diferencias, los bebés mayores y los niños son seguidos por los especialistas médicos que son expertos cada problema en particular. Por lo general, estos especialistas se encuentran en hospitales pediátricos. Su proveedor de atención primaria puede hacer derivaciones al centro médico apropiado para usted (consulte la Parte 5). Algunos hospitales cuentan con equipos de atención integral que ayudan a organizar la atención de **los niños con afecciones médicamente complejas.**

> "Al principio todo daba mucho miedo. Cada evento médico era una "primicia" y teníamos que aprender a hacerlo con calma. y manejar las cosas con confianza al principio".

Otros defectos congénitos comunes y afecciones que se observan en la trisomía 13 (síndrome de Patau) y su frecuencia estimada incluyen los siguientes:

- Diferencias en el desarrollo del cerebro, incluido un problema en la formación del cerebro fetal llamado holoprosencefalia. Este defecto es variable, desde formas leves hasta formas más graves. Puede asociarse con diferencias físicas en la cara, incluyendo cambios en la cuenca del ojo y la formación de la nariz: 50-60%

- Labio leporino con o sin paladar hendido, o paladar hendido solo: 60-70%

- Diferencias en el desarrollo de los ojos que a menudo resultan en ojos pequeños o casi ausentes: 60%

- Dedos de las manos y/o pies adicionales en la cara externa de la mano o el pie (polidactilia): 60%

- Atresia esofágica, obstrucción del esófago, con o sin conexión con la tráquea: 5%

- Espina bífida (abertura en la espalda por un defecto en la columna vertebral): 3%
- **Onfrolencel**: 10%
- Defectos físicos de los riñones que a veces dan lugar a quistes: 50%
- **Aplasia cutánea congénita** (defecto del cuero cabelludo): 35-40%
- Convulsiones: alrededor del 25-50% de los lactantes y niños pequeños desarrollan una afección convulsiva, ocasionalmente en el período neonatal, pero generalmente más tarde en la infancia.
- Dificultades/desafíos en la capacidad de amamantar o alimentarse con biberón, a veces denominado disfagia, muy comunes.
- Discapacidades del desarrollo: en todos los niños hay una limitación significativa en el desarrollo de habilidades como sentarse, caminar y hablar.

"Estábamos llenos de mucho amor por nuestro hijo y sentimos alivio de que estaba respirando por sí mismo".

PARTE 5: ESPECIALISTAS Y EQUIPOS DE PROFESIONALES

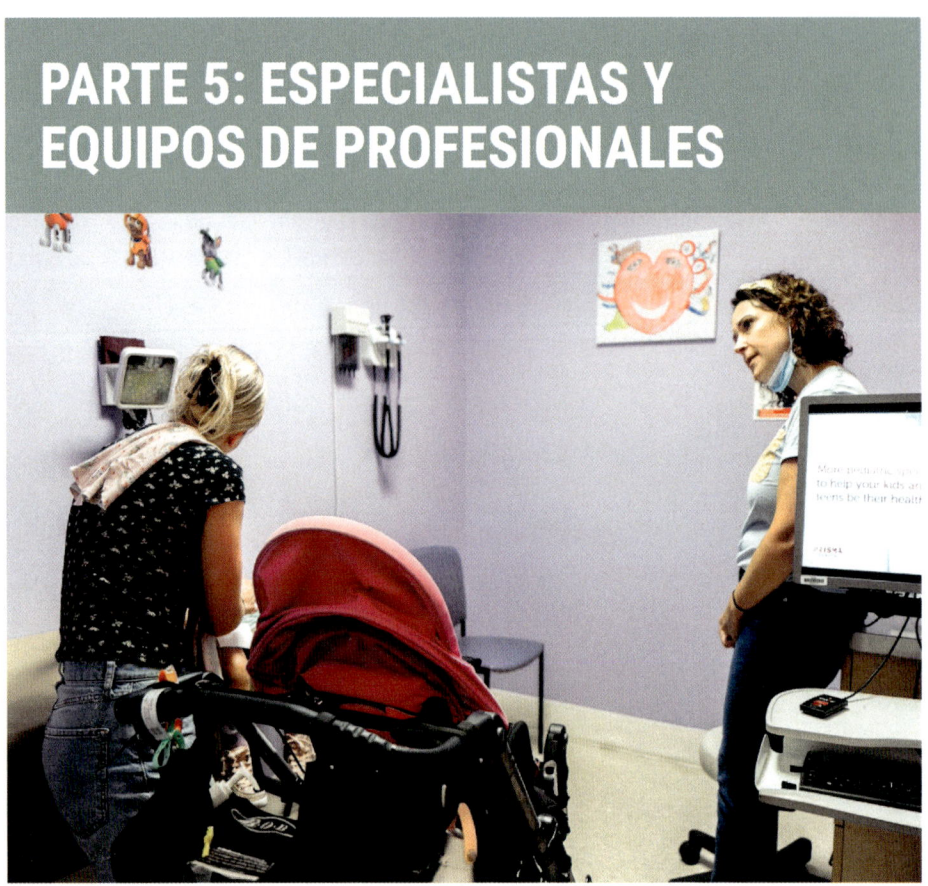

Ahora que se ha descubierto que su bebé tiene características asociadas con el síndrome de Patau, su equipo médico puede ampliarse para incluir una serie de especialistas que pueden proporcionar un diagnóstico más detallado de las necesidades médicas actuales o potenciales, así como opciones de tratamiento. A menudo, los padres descubren que puede ser útil contratar a varios de estos especialistas antes de que nazca el bebé (prenatalmente). Además, algunas comunidades tienen Centros de Cuidado Fetal donde las familias pueden ser referidas.

Un **centro de cuidado fetal** a menudo se encuentra en un hospital infantil y proporciona equipos de especialistas que facilitan el acceso a los profesionales adecuados para los padres. El número de centros fetales en los EE. UU. ha aumentado en los últimos años. Se puede encontrar una lista actualizada en fetalhealthfoundation.org/treatment-centers/

> "La trisomía es una versión amplificada de por qué nos dedicamos a la medicina en primer lugar. Hay un grupo de personas por quienes puedes desarrollar la capacidad de ayudar".

Consultas prenatales:

Las consultas prenatales pueden ayudar a los padres a comprender mejor las capacidades y la atención que se brinda en el hospital donde daran a luz, y pueden ayudar a determinar dónde dar a luz a su bebé. Tenga en cuenta que las consultas con algunos de los profesionales de la salud que se enumeran a continuación dependerán de los hallazgos ecograficos que se observen en las ecografías prenatales. La mayoría de las familias consultarán con un neonatólogo, un obstetra y/o especialista en MFM, un genetista o asesor genético y un profesional de cuidados paliativos. Si el bebé tiene un defecto cardíaco, es importante reunirse con el cardiólogo pediátrico y, posiblemente, con el cardiocirujano. Si el bebé tiene espina bífida, puede ser útil reunirse con el neurocirujano pediátrico.

- Obstetra / Ginecólogo (OB / GYN) -
  Médico que se especializa en la salud materna. Será el médico de cabecera durante el embarazo y será responsable de dirigir y gestionar los turnos obstetricos de rutina, admisión de trabajo de parto / parto, y con mayor frecuencia asistira el parto. También pueden trabajar con enfermeras parteras certificadas (CNM, por sus siglas en inglés) que también pueden estar involucradas en la atención prenatal/parto. Después de la escuela de medicina, la capacitación para un obstetra/ginecólogo incluye una residencia de cuatro años en obstetricia/ginecología.

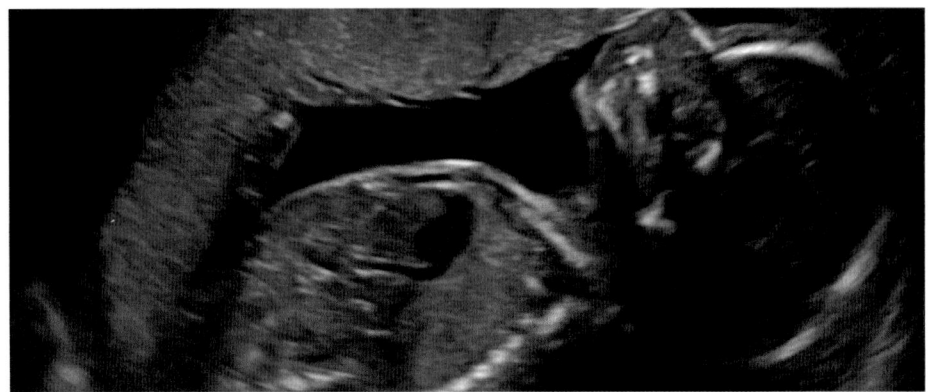

⊕ Medicina Materno Fetal (MFM) -
Médico que se especializa en el cuidado de madres y bebés de alto riesgo con problemas médicos, principalmente durante el embarazo. Es probable que este médico sea el primer médico al que lo remita su obstetra/ginecólogo principal. Ellos ayudarán a manejar su embarazo y le brindarán recomendaciones sobre el monitoreo y el parto. Después de la escuela de medicina, su formación incluye cuatro años de residencia en obstetricia y ginecología (OB/GYN) seguidos de una beca de tres años.

⊕ Genetista Médico -
Médico que se especializa en la evaluación, el diagnóstico, la gestión, el tratamiento y el asesoramiento de personas con enfermedades hereditarias. Después de la escuela de medicina, generalmente completan un programa de residencia integrado de dos años de medicina interna, pediatría u obstetricia / ginecología, seguido de dos años de genética médica.

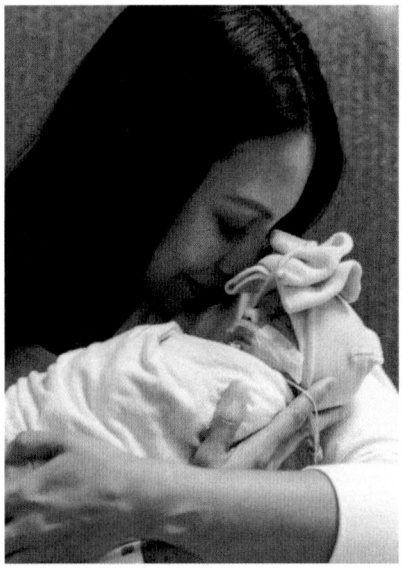

Algunos se capacitan en una especialidad como pediatría y luego completan una residencia categórica de dos años en genética médica y genómica.

- Consejero Genético -
Profesional de la salud capacitado en genética médica y asesoramiento. Los asesores genéticos certificados trabajan en estrecha colaboración con los médicos en obstetricia y ginecología, MFM y genética médica. Están muy bien informados sobre las pruebas genéticas y las alteraciones genéticas.

- Cardiólogo pediátrico -
Pediatra que se especializa en el cuidado de niños con problemas de la estructura y el ritmo cardíacos. Pueden observar el corazón de su bebé antes de que nazca mediante un ecocardiograma fetal (ecografía del corazón) o una resonancia magnética. A menudo trabajan con cirujanos cardiotorácicos pediátricos para planificar la reparación quirúrgica de un defecto cardíaco. Después de la escuela de medicina, su formación incluye tres años de residencia en pediatría general seguidos de una beca de tres años en cardiología pediátrica.

- Cirujano cardiotorácico pediátrico -
Cirujano que se especializa en el cuidado de niños (y algunos adultos) con afecciones cardíacas o pulmonares graves que requieren intervención quirúrgica. Puede ser útil reunirse con este especialista antes del parto, dependiendo del defecto cardíaco específico y/o de su ubicación geográfica. Después de la escuela de medicina, su formación incluye cinco años de residencia en cirugía general seguidos de una subespecializacion de dos a tres años en cirugía cardiotorácica seguida de una subespecializacion adicional de dos a cuatro años en cirugía cardiotorácica pediátrica.

- Neonatólogo -
Pediatra que se especializa en el cuidado de los recién nacidos, especialmente aquellos que están enfermos o nacieron antes de tiempo. Trabajan en la Unidad de Cuidados Intensivos Neonatales (UCIN). Puede reunirse con el neonatologo antes de su parto para ayudar a establecer un plan de atención para su hijo y también

averiguar el tipo de atención que le brindarán a su hijo. Después de la escuela de medicina, su formación incluye tres años de residencia en pediatría general seguidos de una subespecializacion de tres años en atención neonatal.

⊕ Pediatra-
Médico de atención primaria que se especializa en el cuidado de niños. Es importante que este médico se sienta cómodo cuidando a niños con necesidades médicas complejas. Después de la escuela de medicina, su formación incluye tres años de residencia en pediatría general.

⊕ Especialista en cuidados paliativos -
Médico o enfermero con capacitación especial que brinda apoyo y orientación a las familias cuyo bebé tiene una afección potencialmente limitante de la vida, como la trisomía 13 (síndrome de Patau). Estos especialistas apoyan a las familias en la toma de decisiones tanto antes como después del parto.

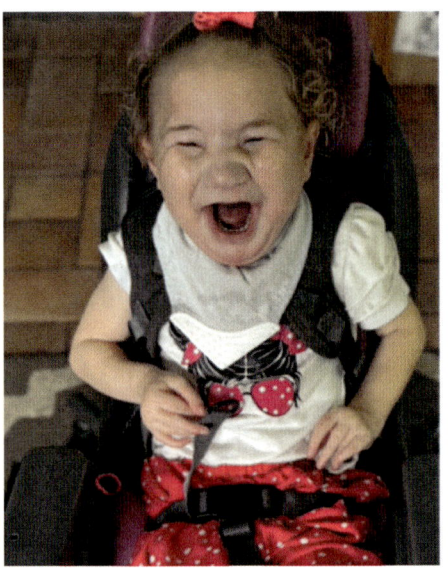

La formación de un médico en cuidados paliativos incluye una residencia en otra área, como la pediatría, y una subespecializacion en medicina paliativa.

Consultas Postnatales:
Dependiendo de las necesidades médicas de su bebé, es posible que se reúna con especialistas adicionales después de que nazca su bebé. Estas consultas posnatales pueden realizarse en el hospital o después del alta. En función de las necesidades cambiantes de su hijo, es posible que otros

En función de las necesidades cambiantes de su hijo, es posible que otros especialistas se incorporen a su equipo de atención a lo largo de la vida de su hijo y, a veces, incluso en la edad adulta. Para obtener más recursos sobre los médicos que pueden formar parte del equipo de su hijo, visite https://www.healthychildren.org/English/family-life/health-management/pediatric-specialists/Pages/default.aspx

- Cirujano pediátrico -
  Cirujano que se especializa en el tratamiento de recién nacidos, bebés, niños y adolescentes. También pueden reunirse con usted antes de que nazca su bebé si hay afecciones que se pueden tratar mientras está en el útero o si necesitarán cirugía inmediatamente después del nacimiento. Después de la escuela de medicina, su formación incluye cinco años de residencia en cirugía general seguidos de una subespecializacion de dos años en cirugía pediátrica.

- Neumónologo Pediátrico -
  Pediatra que se especializa en el tratamiento de niños con problemas respiratorios y enfermedades pulmonares. Manejan afecciones como el asma, la fibrosis quística y las vías respiratorias/enfermedades pulmonares complejas que requieren respiradores y otros equipos de ventilacion mecanica. Después de la escuela de medicina, su formación incluye tres años de residencia en pediatría general seguidos de una subespecializacion de tres años en neumología pediátrica.

- Neurólogo pediátrico -
  Pediatra que se especializa en el tratamiento de niños que tienen problemas del sistema nervioso. Esto incluye el cerebro, la médula espinal, los nervios y los músculos. También llevan a cabo diferentes pruebas, como el electroencefalograma, que pueden usar para ayudar a observar la actividad eléctrica en el cerebro. Después de la escuela de medicina, su capacitación incluye un programa combinado de residencia en neurología infantil de dos años de pediatría general y tres años de neurología infantil.

- Neurocirujano pediátrico -
Cirujano que se especializa en niños con defectos congénitos o enfermedades del cerebro, la médula espinal, los nervios y los músculos, como holoprosencefalia, hidrocefalia y otras afecciones que se pueden asociar con la trisomía 13 (síndrome de Patau). Dependiendo de la afección, es posible que continúen el tratamiento de la afección hasta la edad adulta.

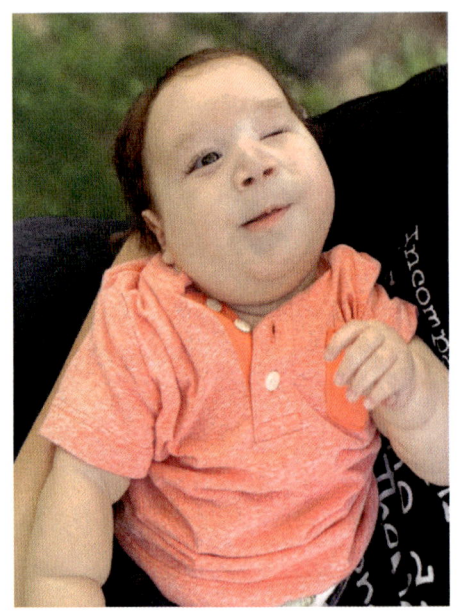

Después de la escuela de medicina, su capacitación incluye un año de cirugía general seguido de cinco o más años de residencia en neurocirugía con un año adicional de capacitación en neurocirugía pediátrica.

- Otorrinolaringólogo pediátrico (ORL) -
Cirujano que se especializa en el tratamiento de enfermedades de los oídos, la nariz, la garganta y las vías respiratorias superiores. Realizan cirugías como timpanostomias (insercion de tubo en el timpano), **colocaciones de traqueostomías** y son importantes en la evaluación de las vías respiratorias superiores. Utilizan cámaras que observan estas áreas para revisar la estructura. También desempeñan un papel importante en la evaluación de la posible pérdida auditiva en la trisomía 13 (síndrome de Patau). Después de la escuela de medicina, completan un año de capacitación en cirugía general seguido de cuatro años de residencia en otorrinolaringología y una subespecializacion de un año en otorrinolaringología pediátrica.

- Cirujano ortopédico pediátrico -
Cirujano que se especializa en niños que tienen deformidades óseas o fracturas oseas. Después de la escuela de medicina, completan cinco años de residencia en ortopedia seguidos de una subespecializacion de un año en ortopedia pediátrica y/o deformidad pediátrica de la columna vertebral.

- Cirujano Plástico Pediátrico -
Cirujano que se especializa en afecciones que necesitan reparación (reconstrucción) de tejidos, como labio leporino o defecto del cuero cabelludo. Con frecuencia, trabajan como parte de un equipo craneofacial o de paladar hendido que incluye ortodoncia, terapia del habla y el lenguaje, especialistas en alimentación, audiología, genética médica y cirugía oral. Estos cirujanos también pueden trabajar con cirujanos de mano para las deformidades de la mano. Después de la escuela de medicina, en realidad hay 2 caminos. En el primero, completan una residencia de cinco años en cirugía general o una subespecialidad alternativa aprobada, como neurocirugía, otorrinolaringología, cirugía ortopédica, urología o cirugía oral y maxilofacial, seguida de una residencia de tres años en cirugía plástica seguida de una beca de un año en cirugía plástica pediátrica. En el segundo sentido, completan una residencia de seis años en cirugía plástica seguida de una subespecializacion de un año en cirugía plástica y craneofacial pediátrica.

- Gastroenterólogo pediátrico -
Pediatra que se especializa en niños con enfermedades del tracto gastrointestinal, el hígado y problemas nutricionales. Esto incluye alergias alimentarias, dificultad para tragar, alimentarse, estreñimiento y problemas con el páncreas o los intestinos. También pueden realizar procedimientos como la colocación de sondas de alimentación y el uso de cámaras para observar la anatomía. Algunos hospitales cuentan con equipos de alimentación a menudo dirigidos por un gastroenterólogo pediátrico. También suelen trabajar con nutricionistas que ayudan con la dieta de su hijo.

- Después de la escuela de medicina, completan una residencia pediátrica de tres años seguida de una subespecializacion de tres años en gastroenterología.

- Oftalmólogo Pediátrico -
  Médico que se especializa en la atención médica y quirúrgica de las enfermedades oculares y las dificultades de la visión en los niños. Manejan afecciones como la retinopatía del prematuro, el ojo vago (ambliopía), los ojos con presiones altas (glaucoma), los conductos lagrimales bloqueados y los ojos que no miran en la misma dirección (estrabismo). También cuidan a niños con dificultades visuales como miopía (miopía), hipermetropía (hipermetropía), ceguera cerebral (discapacidad visual cortical y astigmatismos). Pueden tratar estas afecciones con anteojos, medicamentos, terapia o cirugía. También es posible que te observen por las diferencias en el desarrollo de los ojos que pueden tener algunos niños con trisomía 13 (síndrome de Patau). Después de la escuela de medicina, completan una pasantía de un año seguida de una subespecializacion de tres años en oftalmología seguida de una subespecializacion de un año en oftalmología pediátrica y estrabismo.

- Equipos de Atención Integral -
  Equipo establecido de especialistas que trabajan junto con los otros especialistas con el objetivo de proporcionar una mejor comunicación entre los miembros del equipo y con las familias. Estos equipos especializados están disponibles en algunos hospitales pediátricos, y algunos hospitales en los EE. UU. están estableciendo equipos
  específicos para la atención de niños con afecciones de trisomía (consulte Weaver en Referencias).

PARTE 6: OPCIONES DE DECISIÓN EN EL EMBARAZO, EL PARTO Y EL PERÍODO DEL RECIÉN NACIDO

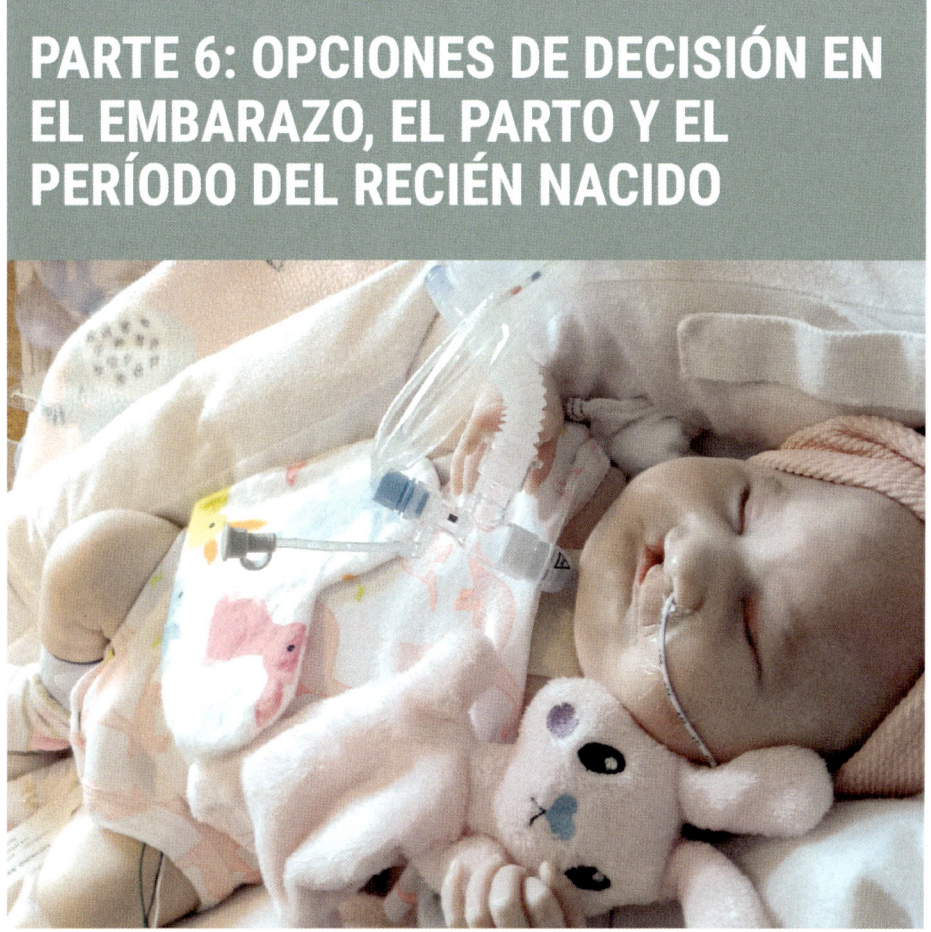

Muchas familias preguntan qué opciones tienen y cómo tomar decisiones con respecto a su embarazo después de recibir un diagnóstico de trisomía 13. No hay una respuesta correcta para esto, solo lo que es correcto para su familia y su bebé.

Después de que se hace el diagnóstico durante el embarazo, las familias se enfrentarán a la difícil decisión de continuar o interrumpir el embarazo (ver Parte 9). Si se opta por continuar con el embarazo, es importante seguir hablando con su proveedor de atención obstétrica y otros especialistas sobre el cuidado de su bebé antes y después del nacimiento. Las conversaciones se centrarán en el tipo de atención e intervenciones que desea seguir.

Esto puede ir desde el cuidado puramente de confort hasta la intervención intensiva parcial o total. Pueden reunirse con un equipo multidisciplinario formado por tu obstetra, MFM, asesor genético o genetista médico, neonatólogo y, probablemente tambien con un especialista en cuidados paliativos perinatales. El cardiólogo pediátrico y/o el cirujano cardíaco son útiles cuando hay un defecto cardíaco en el bebé.

> "Las decisiones se convierten en actos de amor profundo, Cada elección es un testimonio de la esperanza y la angustia sostenido en el abrazo de un padre".

La decisión sobre el camino de atención de puro confort o intervenciones intensivas se basa en los objetivos que una familia establece con sus proveedores de atención. Hemos aprendido tanto de los padres como de la investigación que reconocer los objetivos del cuidado del bebé antes y después del nacimiento es muy importante y proporciona una hoja de ruta a lo largo de los períodos prenatal y postnatal.

Los puntos de decisión comunes incluyen:

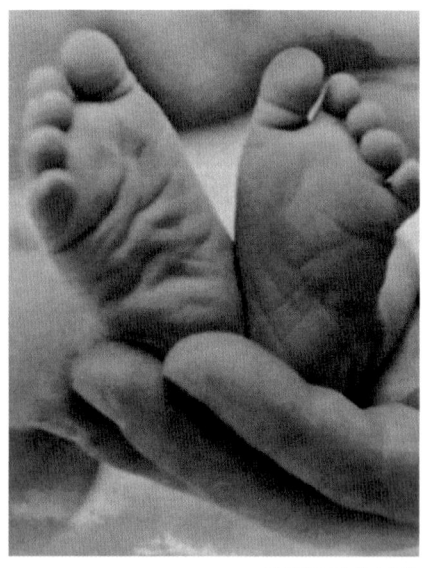

- Monitoreo fetal durante el trabajo de parto. Esto se realizaría para evaluar si el bebé está tolerando el parto.

- Parto por cesárea si existe sufrimiento fetal antes o durante el trabajo de parto o tiene otras razones para el procedimiento. Estas conversaciones pueden realizarse con su proveedor de atención del embarazo durante el embarazo y antes del trabajo de parto.

- **Reanimación** después del parto en la sala de partos. Un neonatologo o un especialista/equipo de cuidados paliativos son útiles en esta conversación.

- Intervenciones médicas y quirúrgicas después del parto. Una familia puede optar por la totalidad o algunas intervenciones o adoptar un enfoque de "esperar y ver". Hay mucha variabilidad en la forma en que las familias proceden en las decisiones en torno al cuidado.

- Cuidados de confort compasivo. El apoyo para esta decisión es proporcionado por un médico, una enfermera o un equipo de cuidados paliativos pediátricos. Los equipos de cuidados paliativos pediátricos están cada vez más disponibles en centros fetales, hospitales pediátricos y unidades de cuidados intensivos neonatales en los EE. UU. y Canadá.

Las familias nos dicen que es útil tener conversaciones sobre estas opciones antes del nacimiento. No es necesario tomar decisiones definitivas en la primera reunión y las citas continuas para dialogar acerca del tema son útiles.

Decisiones con respecto a las intervenciones médicas y quirúrgicas después del nacimiento:

Investigaciones recientes muestran que **las intervenciones** intensivas **y/o quirúrgicas** aumentan la probabilidad de que un lactante con trisomía 13 (síndrome de Patau) viva más allá de los primeros meses y el primer año de vida y hasta la infancia. Las intervenciones incluyen:

- Administración de oxígeno

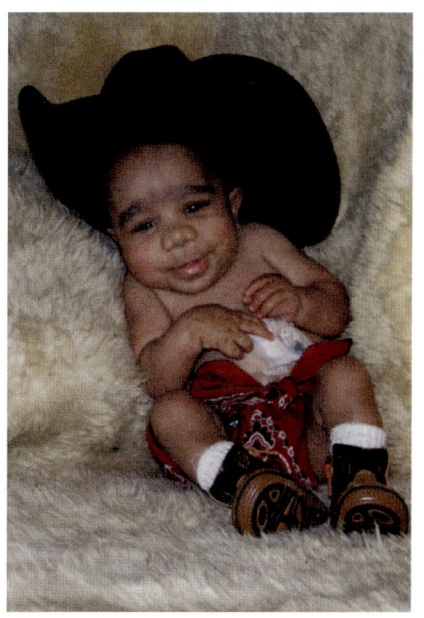

- Tecnologías respiratorias, como CPAP y un ventilador para ayudar a respirar cuando sea necesario

- Apoyo a la alimentación, como a través de sondas nasogástricas (NG) o sondas de gastrostomía (sonda G)

- Cirugías, incluidas cirugías cardíacas para corregir defectos cardíacos, traqueostomía para apoyar la respiración u otras cirugías para tratar problemas como la espina bífida y la atresia esofágica.

Apoyo continuo

Los padres que cuidan a un niño con complejidad médica dicen que hay muchas tensiones y desafíos. Sabemos que el riesgo de depresión posparto aumenta. Hay recursos de salud mental disponibles para la depresión, la ansiedad y la depresión posparto. Los especialistas en cuidados paliativos pediátricos y los proveedores de atención primaria pueden brindar apoyo emocional continuo. Los grupos de apoyo, incluidos SOFT, y los grupos locales, proporcionan una perspectiva única y son una parte importante de la red de apoyo de los padres. Si es necesario, se anima a los padres a pedir a sus proveedores otros recursos y servicios. Los padres también pueden considerar los servicios en línea si eso satisface sus necesidades.

PARTE 7: PREPARANDO TU PLAN DE PARTO

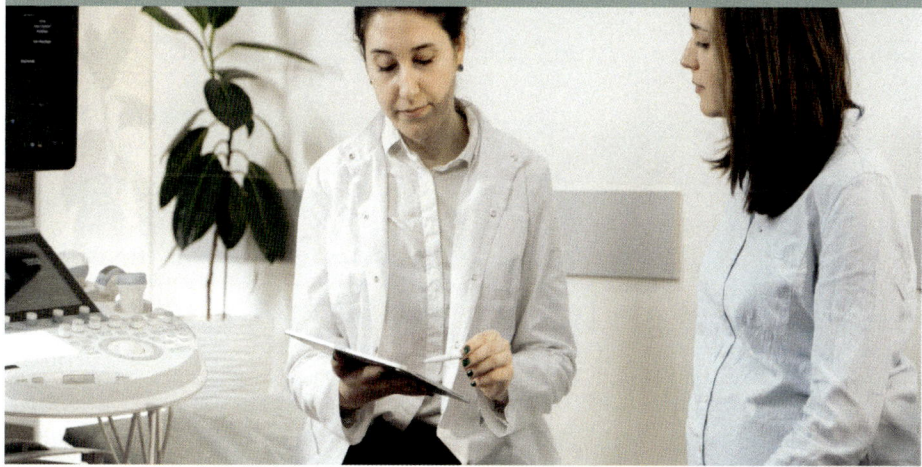

Tener información sobre las preocupaciones médicas de tu bebé y hablar con tu equipo médico puede ayudarte a crear un plan de parto. Un plan de parto sirve como guía para la forma en que imaginas tu parto, lo que te permite considerar tus opciones y abrir la comunicación con tu equipo de parto a medida que estableces los objetivos de atención. Si bien tener un plan es importante, también es bueno recordar que a veces los bebés, especialmente aquellos con trisomía, tienen sus propios planes, ¡y las cosas pueden desarrollarse de manera diferente!

> "Aprendí más sobre la trisomía 13 y los síntomas y tratamientos. Pude concientizar a los médicos y trabajamos junto con ellos en el tratamiento de los problemas médicos de mi hijo".

Algunas de las siguientes consideraciones pueden estar limitadas por los problemas de salud específicos de su embarazo y el hospital donde dará a luz. Un plan de parto establece varias opciones en cada punto de decisión.

PLAN DE PARTO

Nombres de los padres:

_____

El nombre de su bebé:

_____

Nombre de su(s) obstetra/ginecólogo (s) y número(s) de teléfono:

_____

_____

_____

_____

Nombre del pediatra y su número de teléfono:

_____

Nombre de la(s) persona(s) de apoyo importante(s) y número(s) (amigos, familiares, clérigos, etc.):

_____

_____

_____

_____

DESEOS DE TRABAJO DE PARTO Y PARTO
Elige tantos como desees:

- ⚪ Parto vaginal
- ⚪ Parto por cesárea
- ⚪ Monitoreo cardíaco fetal durante el trabajo de parto
- ⚪ ¿Quién debe cortar el cordón umbilical?

Opciones de anestesia (elija una):

- ○ Me gustaría poder moverme como quiera durante el trabajo de parto
- ○ Me gustaría poder beber líquidos durante el trabajo de parto
- ○ Una vía intravenosa (IV) para líquidos y medicamentos
- ○ Bloqueo de heparina o solución salina (este dispositivo proporciona acceso a una vena, pero no está conectado a un sachet the soluccion fisiologica)
- ○ Una pelota de parto
- ○ Un taburete para el parto
- ○ Una silla de parto
- ○ Una barra de sentadillas
- ○ Una ducha o baño caliente durante el parto
- ○ Música (de qué tipo:)
- ○ Una sala de parto tranquila
- ○ No tengo ninguna preferencia

Me gustaría que las siguientes personas me acompañaran durante el trabajo de parto (consulte la política del hospital o del centro de maternidad sobre el número de personas que pueden estar en la habitación):

_____

_____

Pueden [ ] No pueden [ ] estar presentes estudiantes (como los estudiantes de medicina de enfermeria o los residentes) durante el trabajo de parto y el parto

Me gustaría probar las siguientes opciones si están disponibles (elija tantas como desee):

Opciones de anestesia (elija una):

○ No quiero que me ofrezcan anestesia durante el trabajo de parto a menos que lo solicite específicamente

○ Me gustaría recibir anestesia. Por favor, discuta las opciones conmigo

○ No sé si quiero anestesia. Por favor, discuta las opciones conmigo

Parto

Me gustaría que las siguientes personas me acompañaran durante el parto (consulte la política del hospital o del centro de partos):

_____
_____
_____
_____

Para un parto vaginal

○ Usar un espejo para ver el nacimiento del bebé

○ Que mi compañero de parto me ayude a apoyarme durante la etapa de pujo

○ Prefiero evitar una episiotomía a menos que sea necesario

○ Que la habitación sea lo más silenciosa posible

○ Que una de mis personas de apoyo corte el cordón umbilical

○ Que las luces se atenúen

○ Que una de mis personas de apoyo pueda tomar un video o fotos del parto (Nota: Algunos hospitales tienen políticas que prohíben grabar en video o tomar fotografías. Además, si está permitido, el fotógrafo debe estar posicionado de manera que no interfiera con la atención médica)

- ○ Que mi bebé se coloque directamente en mi pecho inmediatamente después del parto, si es posible y seguro hacerlo (discuta cualquier excepción que tenga en función de las necesidades médicas de su bebé)
- ○ Intentar amamantar a mi bebé tan pronto como sea posible después del nacimiento
- ○ Otro: _____

Para un parto por cesárea

- ○ Me gustaría que me acompañara la siguiente persona:
  _____
- ○ Me gustaría que una de mis personas de apoyo sostenga al bebé después del parto si yo no puedo
- ○ Me gustaría que una de mis personas de apoyo vaya con mi bebé a la sala de neonatologia.
- ○ Me gustaría que mi bebé vaya a la UCIN si está indicado
- ○ Otro: _____

CUIDADO DEL BEBÉ

Cuidado médico

- ○ Si el bebé parece estar en peligro, deseo una cesárea si se indica lo contrario
- ○ Deseamos tener a la UCIN presente para el parto
- ○ Si el bebé necesita ayuda respiratoria deseamos:

- ○ Todas las intervenciones indicadas incluyen: suplementación de oxígeno, soporte de presión y/o intubación si está indicado
    - ○ Solo soporte de oxígeno y presión
    - ○ Solo soporte de oxígeno
    - ○ Ninguna intervención
- ○ Si el bebé está en una situación distres respiratorio severo y necesita RCP, solicitamos:
    - ○ Todas las intervenciones deben incluir: compresiones torácicas, inserción intravenosa, Medicamentos y líquidos
    - ○ Solo medicamentos
    - ○ Sin intervenciones
- ○ Deseamos que nuestro bebé sea admitido en la UCIN si es necesario
- ○ Deseamos medidas como OG, sondas nasogástricas indicadas para la alimentación
- ○ Solo deseamos atención médica
- ○ No hay ingreso a la UCIN. Vamos a tener una habitación tranquila y separada
- ○ No hay medidas de alimentación invasivas como sonda orogástrica, sonda nasogástrica o Sonda de gastrostomía para alimentación
- ○ Elegimos ser consultados e involucrados en todas las decisiones de atención al final de la vida y asegurarnos de que nuestro bebé reciba una atención que sea coherente con la comodidad, la dignidad y nuestros valores
- ○ Deseos de retrasar los procedimientos de rutina o proporcionarlos mientras el bebé está en los brazos de los padres o de la persona de apoyo
- ○ Deseamos pruebas de confirmación para la trisomía 13, síndrome de Patau

- ◯ Deseamos todas las consultas indicadas mientras esté en la UCIN
- ◯ Otro: _____

Alimentación del bebé

Tenga en cuenta que la capacidad del bebé para respirar y tragar puede verse comprometida y puede requerir intervenciones necesarias para apoyar la respiración y la alimentación.

Me gustaría (marque tantos como desee):

- ◯ Intentos de amamantar
- ◯ Intentos de alimentación con biberón
- ◯ Alimentación por sonda
- ◯ Un chupete
- ◯ Agua azucarada
- ◯ Leche materna
- ◯ Fórmula
- ◯ Nutrición intravenosa (NPT)

PLAN POST PARTO

Entendemos que la condición de nuestro bebé puede limitar la vida y nos comprometemos a garantizar que nuestro bebé reciba la mejor atención posible mientras mantenemos la comodidad y la calidad de vida.

- ◯ ¿Le gustaría irse a casa al alta
- ◯ Estado del código en el momento del alta
- ◯ Nombre del equipo de apoyo (atención médica en el hogar, hospicio, etc.) que asistirá en el hogar
- ◯ Estado del código en el momento del alta
- ◯ Necesidades anticipadas en el hogar
- ◯ Planifique si surgen necesidades de atención de emergencia en el hogar
- ◯ Otro: _____

Planes si el bebé muere antes del alta

- ⚪ Planes para asegurar que el bebé esté cómodo durante el proceso de morir
- ⚪ Deseamos mantener al bebé en la habitación con la familia
- ⚪ Deseamos la donación de órganos/tejidos si es posible
- ⚪ Deseamos más pruebas después de la muerte
- ⚪ Información de la funeraria
- ⚪ Deseos para el funeral y el entierro de su hijo
- ⚪ Deseos especiales sobre el transporte del cuerpo del bebé
- ⚪ Hablar sobre la posibilidad de la donación de órganos
- ⚪ Otro: _____

CREACIÓN DE RECUERDOS

Deseos de creación de memoria y apoyo

- ⚪ ¿Desea que participen hermanos o miembros de la familia y, de ser así, cuándo
  _____
- ⚪ ¿Desea tener un fotógrafo (no todos los hospitales tienen un fotógrafo en el personal)?
- ⚪ Recuerdos: huellas, huellas de manos, registro de latidos del corazón, moldes de manos, moldes de pies, mechones de cabello, tarjeta de cuna, bandas de identificación, mantas, ropa, etc
- ⚪ Deseos para bebé y atuendos especiales
- ⚪ Rituales espirituales y/o deseos que deben seguirse durante el parto y la atención después del parto
- ⚪ Otro:

_____

PARTE 8: APOYO Y PROTECCION

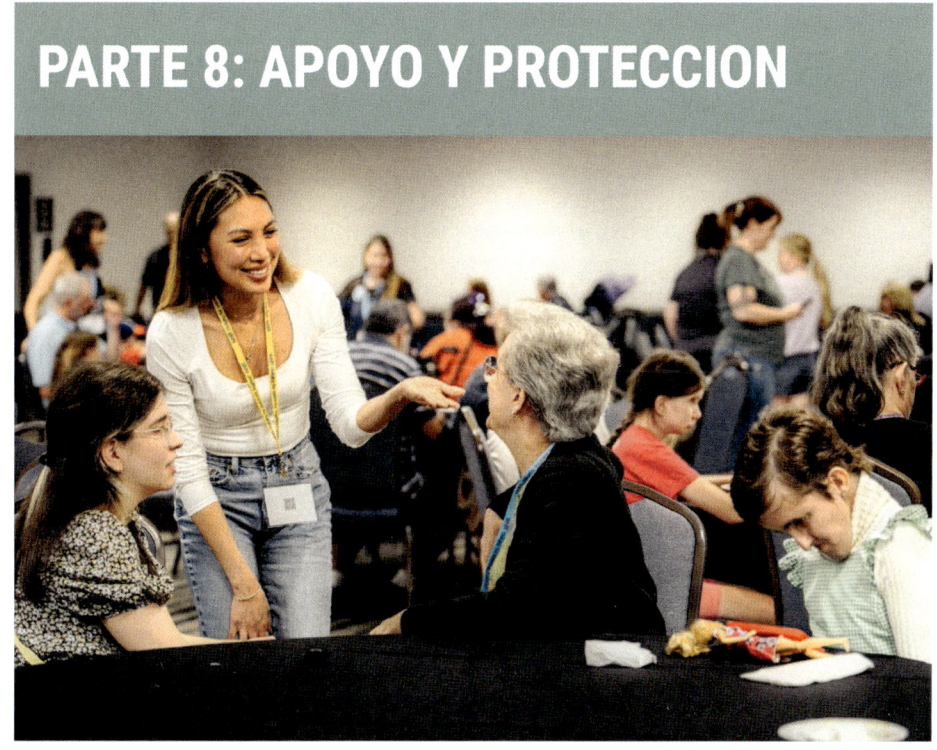

Comunicar lo que cree que su bebé necesita a veces puede ser difícil, especialmente con toda la información que le llega y las muchas decisiones que deben tomarse. Es natural sentirse abrumado.

> "Nada está garantizado. Absolutamente nada, ni las cosas negativas que te dirán y tampoco las cosas positivas. Confía en tu instinto... y corazón. Si puedes manejar la investigación, hazlo. Si no es así, conéctate con grupos de apoyo para que te ayuden a superar todo esto. No estás solo."

La defensa médica significa trabajar con los proveedores de atención médica para recopilar la información que necesita para tomar las mejores decisiones para la atención de su hijo. Sin embargo, es igualmente importante recordar que debes abogar por tu propia salud emocional y mental. Buscar apoyo, incluido el asesoramiento, puede ser una parte esencial para enfrentar los desafíos de cuidar a un niño con necesidades complejas. Hay pasos simples y útiles que puede tomar para convertirse en una firme defensora de usted, su familia y su bebé.

- Tenga en cuenta: Infórmese sobre la trisomía 13 y otras afecciones que tiene su hijo. (véanse Recursos, Libro de cuidados y trisomy.org)

- Conozca las necesidades: Haga preguntas para conocer las necesidades específicas que su hijo pueda tener y explore las opciones de atención disponibles para cada una de esas necesidades. Tómese el tiempo para familiarizarse con estas opciones y considere cuál puede ser la mejor opción tanto para su familia como para su hijo (y recuerde que está bien ajustar sus decisiones según sea necesario). Ejemplo: ¿Su bebé necesitará soporte respiratorio? ¿Será necesaria la cirugía y, de ser así, de qué tipo(s)? ¿Se necesitará asistencia para alimentarse? Pregunte sobre cualquier clase o recurso educativo que pueda ayudarlo a sentirse cómodo con cualquier equipo que pueda necesitar para cuidar a su hijo en casa.

- Sea asertivo: Esto no significa ser agresivo, pero sí expresar lo que cree que su hijo necesita, escuchar los comentarios y tener una conversación abierta con los proveedores de atención. Todo el mundo quiere lo mejor para su hijo, pero puede haber una diferencia de opinión sobre lo que es "mejor".

- Tenga confianza en sí mismo: Usted conoce a su hijo mejor que nadie. Usted conoce a su familia mejor que los proveedores. ¡Eres el mejor recurso!

- Obtenga apoyo: grupos de apoyo en línea (grupos de Facebook de SOFT) y reúnase en persona con familias locales de trisomía conectándose con SOFT en línea.

"Al principio estaba demasiado molesto para hablar con nadie al respecto. Ojalá me hubiera unido a la comunidad de Facebook antes. Pero lo hice cuando estuve listo".

Recuerde sus Derechos como Paciente:

- Para que sus necesidades sean satisfechas con dignidad, respeto, cortesía y de manera receptiva y oportuna

- Recibir información de su médico y tener la oportunidad de hablar sobre los riesgos y beneficios de tener o no los tratamientos, y los costos

- Para que su médico le brinde orientación sobre lo que considera el curso de acción ideal basado en un juicio profesional objetivo

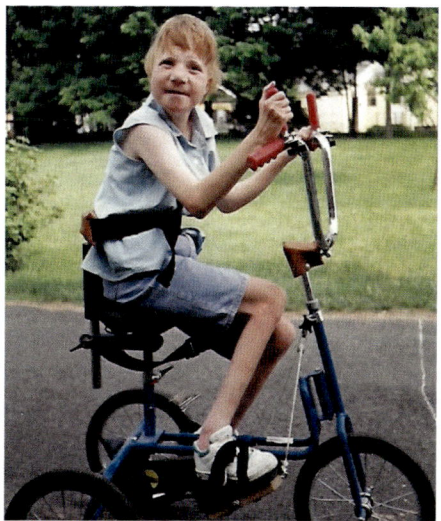

- A tomar decisiones sobre su atención y la de su hijo, y a que el equipo de atención médica respete esas decisiones

- Que los médicos y el resto del personal respeten su privacidad y confidencialidad

- Para obtener copias de sus registros médicos

- Para obtener una segunda opinión

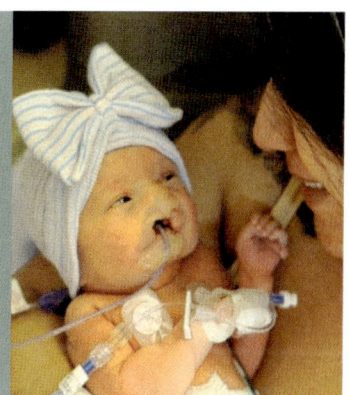

"Mi esposo lo siguió al equipo medico que llevo rápidamente a la bebe a la habitación contigua mientras yo yacía allí, sintiéndome sola. Pero entonces escuché el sonido más hermoso: ¡Zoey llorando!"

PARTE 9: OTRAS CIRCUNSTANCIAS

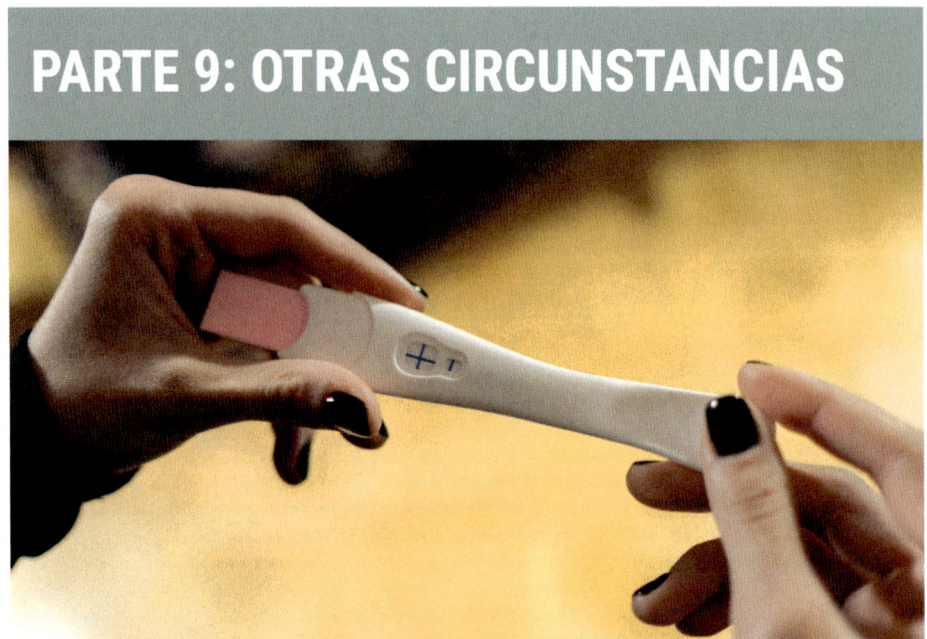

Algunos padres se sienten abrumados y asustados y no saben si pueden hacerlo. Cada padre es diferente. En esta parte se discutirán otras opciones disponibles.

> "En el tierno espacio entre la anticipación y la tristeza, Los padres que se enfrentan al nacimiento de un bebé con trisomía se encuentran en una encrucijada donde todos los caminos posibles están pavimentados con un amor profundo, la reflexión profunda, y la fuerza silenciosa de apreciar cada momento dado".

Salud Mental Despues de Un Aborto

Algunos embarazos de mujeres que esperan un hijo con trisomia 13 terminan en aborto espontaneo. Por otro lado, dependiendo de las leyes de cada pais y las creencias morales y religiosas de cada familia, existen circunstancias que culminan con un aborto inducido o provocado. Cualquiera sea el caso, la organizacion SOFT comprende que ninguna decision es facil de procesar ni de llevar a cabo, y acompana a las familias en su momento de dolor.

La salud mental despues del aborto es un tema complejo y la investigacion sobre estos casos puede resultar contradictoria. Al igual que sucede con cualquier persona que recibe noticias inesperadas, es importante considerar recurrir a los recursos de salud mental durante y despues del proceso. Debiendo a que el aborto puede estar asociado con la depresion y otras formas de procesar esta situacion, algunas mujeres apreciaran ser derivadas con personal de salud mental y relacionados.

Adopción

Es posible que los padres biológicos elijan dar a su hijo en adopción. Hay familias que buscan la adopción de niños con trisomía 13 (síndrome de Patau).

> "Joey llegó a nosotros inesperadamente a través de la adopción. Estábamos emocionados de que esta nueva pequeña vida llegara a nuestras vidas. ¡El hecho de que tuviera trisomía 13 fue solo una ventaja adicional!"

El primer paso al tomar la decisión de dar a un niño en adopción es hablar con un trabajador social y una agencia de adopción. El segundo paso es elegir la familia adoptiva. Tendrá que compartir toda la información médica que tenga sobre el niño para asegurarse de que la familia adoptiva esté preparada para todo lo que el niño necesitará. También debe decidir la cantidad de participación que desea con la familia durante el resto de su embarazo y también con la familia después de que nazca el niño.

RECURSOS

www.trisomy.org

Care Book https://trisomy.org/resources/parenting-a-child/care-book-trisomy-18-trisomy-13/#/

REFERENCIAS MÉDICAS

PARTE 1 Y 2

- Detección de anomalías cromosómicas fetales. Boletín de Práctica ACOG No. 226. Colegio Americano de Obstetras y Ginecólogos. Obstet Gynecol 2020; 136:E48-69.

- Indicaciones para la vigilancia fetal prenatal ambulatoria. Opinión Nº 828 del Comité del ACOG. Colegio Americano de Obstetras y Ginecólogos. Obstet Gynecol 2021; 137:E177-97.

- Vigilancia fetal antes del parto. Boletín de Práctica ACOG No. 229. Colegio Americano de Obstetras y Ginecólogos. Obstet Gynecol 2021; 137:E116-27.

- Aborto en el segundo trimestre. Boletín de Práctica Nº 135. Colegio Americano de Obstetras y Ginecólogos. Obstet Gynecol 2013; 121:1394–1406.

PARTE 3

- Carey JC. Perspectivas sobre el cuidado y el manejo de los lactantes con trisomía 18 y trisomía 13: luchando por el equilibrio. Curr Opin Pediatr 2012, 24: 672-678.

- Cortezzo DE, Tolusso LK, Swarr DT. Resultados perinatales de fetos y lactantes diagnosticados con trisomía 13 o 18. J de Pediatr, 2022, 247:116-123.e5. doi: 10.1016/j.jpeds.2022.04.010

- Genética Inicio Referencia https://medlineplus.gov/genetics/afección/trisomía-13/

Haug S, Goldstein M, Cummins D, Fayard E, Merritt TA. Uso de la atención centrada en el paciente después de un diagnóstico prenatal de trisomía 18 o trisomía 13: una revisión. JAMAPediatría 2017, 171:382-387.

Weaver MS, Anderson V, Beck J, Delaney JW, Ellis C, Fletcher S, et al. Atención interdisciplinaria a niños con trisomía 13 y 18. Revista Americana de Genética Médica Parte A 2021, 185A:966-977.

PARTE 7

https://www.ama-assn.org/delivering-care/ethics/patient-derechos#:~:text=Para%20cortesía%2C%20respeto%2C%20dignidad%2C,y%20costos%20de%20renuncia%20tratamiento.

https://www.childrenscolorado.org/conditions-and-advice/Crianza/Artículos-de-crianza/Abogando-por-su-hijo/

https://adc.bmj.com/content/101/7/596

https://blog.cincinnatichildrens.org/rare-and-complex-conditions/abogar por su-hijo-algunas-sugerencias-prácticas/

PARTE 8

Reardon DC. La controversia sobre el aborto y la salud mental: una revisión exhaustiva de la literatura sobre acuerdos comunes, desacuerdos, recomendaciones prácticas y oportunidades de investigación. SAGE Open Med. 29 de octubre de 2018;6:2050312118807624. doi: 10.1177/2050312118807624. PMID: 30397472; PMCID: PMC6207970.

GLOSARIO

AMNIOCENTESIS : técnica de diagnóstico prenatal en la que se coloca una aguja en el útero y se extrae una pequeña cantidad de líquido amniótico, generalmente para realizar pruebas

ANENCEFALIA : un defecto congénito en el que hay un problema en el desarrollo o la formación del cerebro y el cráneo fetales

APLASIA CUTÁNEA CONGÉNITA: un área en la parte superior posterior del cuero cabelludo que no se forma por completo, dejando un parche de piel parcialmente faltante, generalmente una úlcera, y es tratable

DEFECTOS CONGÉNITOS - anormalidades congénitas de la estructura de órganos o partes del cuerpo

CRIBADO DE ADN LIBRE DE CÉLULAS: análisis de fragmentos de ADN liberados en el torrente sanguíneo; ver cribado prenatal no invasivo

NIÑOS CON COMPLEJIDAD MÉDICA: un grupo de niños y jóvenes con necesidades especiales de atención médica, incluidos al menos 3 problemas de salud crónicos significativos y limitaciones funcionales.

MUESTREO DE VELLOSIDADES CORIÓNICAS (CVS): técnica de diagnóstico prenatal en la que se toma una pequeña cantidad de tejido placentario (vellosidades coriónicas) para realizar pruebas

CROMOSOMA : estructuras filiformes que se ven solo por el microscopio en el núcleo de las células y que llevan los genes; tienen 2 brazos, uno largo y otro corto, separados por un estrechamiento central llamado centrómero.

GLOSARIO (CONTINUACIÓN)

LABIO LEPORINO y/o PALADAR HENDIDO : falta de cierre del labio que provoca una apertura del labio superior y/o del paladar

ECOCARDIOGRAMA - un estudio de ultrasonido del corazón, si es prenatal, un ecocardiograma fetal

CENTRO DE CUIDADO FETAL - equipos multidisciplinarios recientemente establecidos en el EE. UU. y Canadá para ayudar a manejar embarazos complejos, especialmente aquellos con fetos con defectos congénitos

FETO : bebé en desarrollo en el útero antes de nacer

GEN : la unidad fundamental de la herencia y formada por ADN específico.

HOLOPROSENCEFALIA - un defecto congénito en el que hay un problema en el desarrollo o formación del cerebro fetal. Esto a menudo se asocia con deformidades faciales

INTERVENCIÓN INTENSIVA - Tratamiento médico destinado a prolongar la vida, incluidos los ventiladores y las cirugías

MALFORMACIÓN : estructura o defecto anormal o irregular que ocurre durante el desarrollo antes del nacimiento. Pueden afectar a cualquier parte del cuerpo

MOSAICISMO : 2 o más líneas celulares genéticamente diferentes en una persona

PRUEBAS DE DETECCIÓN PRENATAL NO INVASIVAS (NIPS) – muestra de sangre materna obtenida a las 10-11 semanas de gestación para estudiar el ADN libre de células derivado de la placenta que pasa al torrente sanguíneo materno

GLOSARIO (CONTINUACIÓN)

OMFALOCELE : defecto congénito en el que la pared abdominal no se cierra correctamente, lo que crea una abertura donde los órganos abdominales, como los intestinos y el hígado, pueden desarrollarse y sobresalir fuera del cuerpo dentro de un saco delgado y transparente

SÍNDROME DE PATAU: el patrón de hallazgos y diferencias físicas descrito originalmente por el Dr. Klaus Patau en 1960 y causado por la trisomía 13.

VALOR PREDICTIVO POSITIVO (PPV): la probabilidad de que un resultado positivo de una prueba de detección prediga una afección, por ejemplo, trisomía 13

BRAZO Q - el brazo más largo de un cromosoma; el más corto se llama brazo p

REANIMACIÓN : proceso o acto de revivir o corregir dificultades en una persona gravemente enferma.

MUERTE FETAL : un feto (bebé en el útero) de más de 20 semanas de embarazo que muere en el útero antes de nacer

SINDROME : un patrón reconocible de múltiples defectos congénitos

TRAQUEOTOMIA - procedimiento quirúrgico que crea una abertura en el cuello hasta la tráquea para que se pueda colocar un tubo que ayude a que el aire y el oxígeno lleguen a los pulmones

TRANSLOCACIÓN : intercambio de material cromosómico entre 2 cromosomas

TRISOMÍA : una copia adicional de un cromosoma

GLOSARIO (CONTINUACIÓN)

TRISOMÍA 13 - 3 copias del cromosoma # 13 y la causa del síndrome de Patau

ULTRASONIDO - un procedimiento que usa ondas sonoras para observar tejidos y órganos; también llamado sonograma

TRISOMÍA 13
Guía de Recursos para Padres Nuevos y Futuros

Preparado por la Organización de Apoyo para la Trisomía 18, 13 y Trastornos Relacionados (SOFT)

COLABORADORES SOFT:
John C. Carey MD, MPH
Gina Csontos RN, BSN
Kelly Hernández M.Ed, M.Sp
Kris Holladay
Terre Krotzer
Dra. Jennifer L. H. Sogge
Terra L. Spiehs-Garst RN, MSN, CLC
Barb VanHerreweghe
Dra. Jacqueline Vidosh

Un agradecimiento especial a Nick Holladay, Director de Tecnología de SOFT

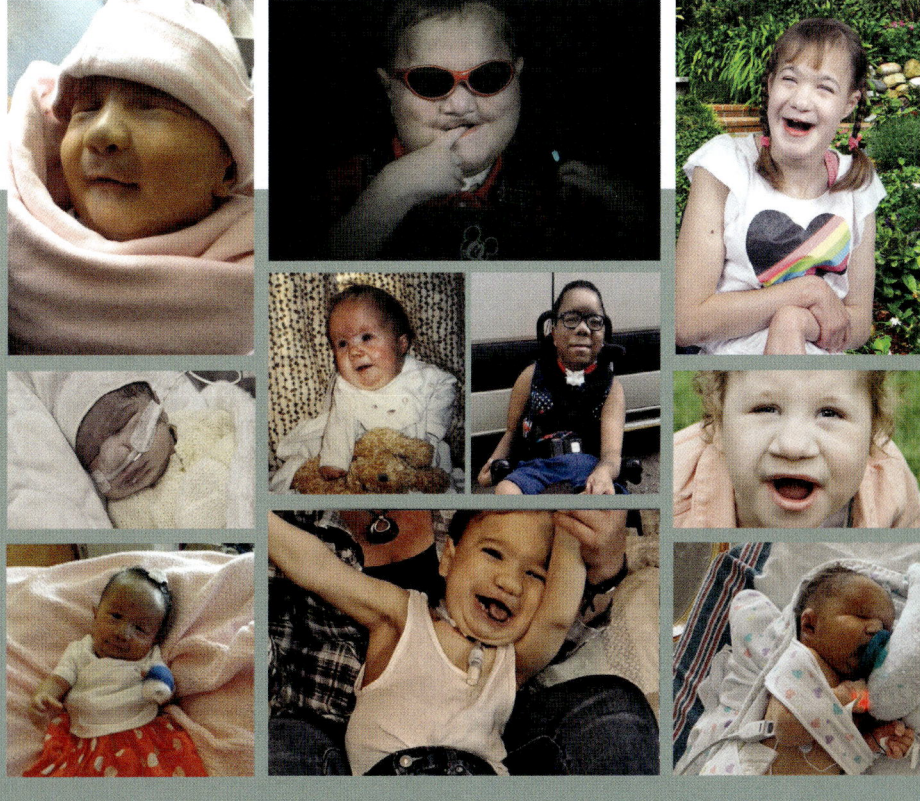

GUÍA PARA COMPRENDER EL DIAGNÓSTICO DE LA TRISOMÍA 13 Y SU IMPACTO EN USTED Y SU FAMILIA.

De la organización que respeta a todos en su trayecto por el diagnóstico de la trisomía.

Este es un recurso para que pueda comprender la trisomía 13 y todo lo relacionado al embarazo, el parto y los cuidados posteriores. Que esta guía lo empodere con información fidedigna, y que pueda aclarar las opciones disponibles para su futuro.

Incluye un plan de parto y cuaderno de cuidados posteriores para ayudarlo a preparar a su familia y al equipo médico.

Para mayor información sobre SOFT (Organización de Apoyo para las Trisomías 18, 13 y trastornos relacionados), visite trisomy.org, o conéctese con nosotros en las redes sociales.

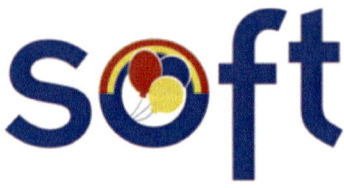